MYOME UTÉRIN

TRAITEMENT PAR L'APPAREIL ÉLYTRO-PTÉRYGOIDE

DIMINUTION RAPIDE

PUIS DISPARITION PRESQUE COMPLÈTE DE LA TUMEUR

PAR

LE Dʳ CHASSAGNY

Président de la Société nationale de médecine de Lyon.
Lauréat de l'Institut (prix de médecine et de chirurgie, fondation Monthyon).
Membre de plusieurs Sociétés savantes.

PARIS

G. MASSON, ÉDITEUR

LIBRAIRE DE L'ACADÉMIE DE MÉDECINE

Boulevard Saint-Germain, 120.

1883

MYOME UTÉRIN

TRAITEMENT PAR L'APPAREIL ÉLYTRO-PTÉRYGOIDE

DIMINUTION RAPIDE

PUIS DISPARITION PRESQUE COMPLÈTE DE LA TUMEUR

PAR

LE Dʳ CHASSAGNY

Président de la Société nationale de médecine de Lyon.
Lauréat de l'Institut (prix de médecine et de chirurgie, fondation Monthyon),
Membre de plusieurs Sociétés savantes.

———⌣⌢⌣———

PARIS

G. MASSON, ÉDITEUR

LIBRAIRE DE L'ACADÉMIE DE MÉDECINE
Boulevard Saint-Germain, 120.

1883

MYOME UTÉRIN

TRAITEMENT PAR L'APPAREIL ÉLYTRO-PTÉRYGOIDE

DIMINUTION RAPIDE
PUIS DISPARITION PRESQUE COMPLÈTE DE LA TUMEUR

Mme X... est âgée de 42 ans, elle est grande, forte et vigoureuse ; elle a eu deux enfants, l'aîné a 16 ans et l'autre 12 ; je l'ai assistée dans ses deux accouchements, qui ont été très-simples et dont les suites n'ont présenté aucune complication ; elle a toujours joui d'une excellente santé dont elle est assez disposée à tirer un peu vanité.

Le 12 février 1883, je suis appelé auprès d'elle pour un malaise passager, un léger embarras gastrique fébrile. La malade s'étonne qu'on m'ait dérangé pour si peu de chose ; elle est loin de soupçonner l'affection dont je vais constater l'existence. Au courant de mes questions, j'apprends que les règles sont excessivement abondantes et qu'elles sont précédées et accompagnées de douleurs lombaires assez vives ; mon attention est ainsi appelée sur l'utérus et ses fonctions. Ma main, portée sur l'hypogastre, rencontre une tumeur volumineuse dépassant le pubis de plusieurs travers de doigt et s'inclinant à droite vers la fosse iliaque, dont elle occupe une notable portion. Le toucher vaginal permet de constater que cette tumeur plonge dans l'excavation, où elle forme une saillie considérable dans le cul-de-sac postérieur et dans le cul-de-sac latéral droit, qu'elle remplit presque complètement.

Toutes les parties de la tumeur accessibles au toucher par la palpation à travers les parois abdominales, aussi bien que celles qu'il est possible d'atteindre par le toucher vaginal, sont dures, arrondies et sans bosselure trop marquée. Cette disposition permet d'écarter tout d'abord l'idée d'une tumeur sous-péritonéale ; il est probable qu'elle est interstitielle, sessile et développée au milieu de l'épaisseur des tissus dans la moitié droite de l'utérus; cependant elle pourrait être sous-muqueuse, c'est-à-dire n'être séparée de la cavité utérine que par une très-faible épaisseur de tissu ; il serait encore possible qu'elle fût flottante et pédiculée dans la cavité.

Le mari de Mme X... connaissait l'existence de cette tumeur, mais comme elle ne causait aucune douleur, qu'elle ne gênait aucune fonction, il ne s'en était jamais préoccupé et n'en avait pas parlé à sa dame, il en fait remonter très-loin l'existence, ce qui coïncide avec les ménorrhagies qui ont commencé à se produire il y a une dizaine d'années.

Avant d'aborder le traitement de cette maladie, j'ai laissé disparaître le léger malaise pour lequel mes soins avaient été réclamés, et j'ai voulu m'entourer des conseils de notre honorable collègue le docteur Bouchacourt, qui fut appelé auprès de la malade le 20 février.

Après avoir reconnu l'existence de la tumeur que je viens de décrire, M. Bouchacourt fut d'avis que, pour compléter le diagnostic, il fallait obtenir la dilatation du col, afin de permettre d'explorer la cavité utérine. Il fut décidé que j'appliquerais mon appareil élytro-ptérygoïde qui, dans le cas d'une tumeur libre dans la cavité utérine, devait, en provoquant des contractions, dilater le col et amener son engagement. Dans le cas contraire, nous comptions, ou plutôt je comptais sur des contractions, soit pour amener l'atrophie de la tumeur, soit pour s'opposer à l'augmentation de son développement.

Le lendemain 21, je fis une première application de l'appareil, mais je me heurtai contre une difficulté causée par la présence de la tumeur dans la cavité vaginale dont la capacité considérablement diminuée ne permit pas aux ailes de l'instrument de se développer pour s'opposer à son expulsion.

Aussitôt qu'une petite quantité d'eau, à peine un quart de verrée, fut arrivée dans la vessie, la cavité vaginale était remplie et une nouvelle quantité de liquide ne pouvait arriver sans chasser au dehors l'instrument, qui ne put être maintenu en place pendant une dizaine de minutes qu'en le soutenant avec le doigt. Une nouvelle application fut résolue pour le lendemain avec la précaution d'organiser un appareil propre à retenir le spéculum. Je fis pour cela construire une pelote de la grosseur d'une petite orange, qui était maintenue contre la vulve par deux rubans de fil reliés à une ceinture ; cette pelote était percée d'un trou pour laisser passer le tube de caoutchouc qui amène l'eau dans la vessie ; elle était ainsi appliquée contre l'extrémité du spéculum, qu'elle maintenait solidement fixé.

Dans ces conditions, l'application se fit très-correctement, l'appareil fut laissé en place pendant une heure, et dans ce temps il détermina de nombreuses et légères contractions auxquelles l'élément douleur était complètement étranger. Cette seconde application était faite le 23 février ; il en était pratiqué de nouvelles le 26, le 28 du même mois, le 2, le 7, le 9 et le 12 mars.

Dès les deux ou trois premières applications, je pus constater un phénomène de la plus haute importante. La quantité de liquide que pouvait admettre l'excavation et qui, comme je l'ai dit plus haut, était le premier jour à peine d'un quart de verre, allait en augmentant suivant une progression excessivement rapide, à tel point que le 12 mars, après huit applications de l'appareil et vingt-deux jours de traitement, il en pénétrait plus d'un verre ; cette augmentation du liquide mesurait ainsi mathématiquement les dimensions de la cavité ; de plus, elle confirmait parfaitement les notions fournies par le toucher, qui permettait de constater une diminution considérable de la tumeur et la restitution presque complète de la cavité.

A ce moment, j'étais convaincu que mon appareil pourrait tenir seul par le fait du développement de ses ailes ; mais nous étions arrivés à la période active du commerce de

Mme X..., je dus suspendre le traitement, qui ne fut repris que le 9 juillet, après une interruption de quatre mois. Je pus à ce moment constater que la régression de la tumeur avait, pendant la cessation du traitement, continué de faire de nouveaux progrès. Certainement cette tumeur n'a pas encore complètement disparu ; mais on ne retrouve plus à l'extérieur la saillie qu'elle faisait au-dessus du pubis, saillie par laquelle elle s'était révélée à la main inexpérimentée du mari. A l'intérieur, la cavité vaginale est complètement restituée, et pour retrouver les restes de la tumeur, il faut déprimer assez fortement la paroi abdominale ; puis, en la poussant contre le doigt introduit dans le cul-de-sac postérieur, on constate que son volume est beaucoup moins considérable, qu'elle est aujourd'hui placée sur la ligne médiane, que sa diminution a surtout porté sur les parties qui s'étaient développées en dehors de cette ligne dans la moitié droite de l'utérus, et qu'elle n'est plus aujourd'hui constituée que par le tissu utérin qui n'est pas encore complètement revenu sur lui-même.

L'idée d'employer l'appareil élytro-ptérygoïde chez Mme X... m'avait été inspirée par des succès remarquables obtenus à l'aide de mon double ballon dans des cas où ces succès avaient pu être prévus à l'avance, et dans d'autres qui, justiciables des mêmes explications physiologiques, ne m'avaient cependant été révélés que par le hasard. Je dois néanmoins avouer qu'en présence d'une tumeur aussi considérable, et malgré la santé florissante de Mme X..., je n'abordai pas ce traitement avec beaucoup d'enthousiasme et que mes espérances étaient renfermées dans de très-étroites limites ; je crois pouvoir affirmer sans crainte d'être démenti que celles de notre honorable collègue, le docteur Bouchacourt, étaient de beaucoup au-dessous de zéro.

On comprend facilement quelle satisfaction je dus éprouver en constatant un semblable résultat obtenu en si peu de temps par un moyen si simple, si inoffensif, d'une si facile application ; on comprend aussi avec quel entrain je dus aborder de nouveau le traitement qui, dans ces conditions, devait me faire espérer un succès complet.

Le 9 juillet, je fis une nouvelle application, et, conformément à mes prévisions, l'appareil put tenir en place par. l'action seule du mécanisme qui est destiné à le fixer ; la cavité vaginale admit une verrée et demie de liquide. Quelques jours plus tard, le 13 juillet, je priai M. Bouchacout de vouloir bien de nouveau examiner la malade, et j'eus la bonne fortune d'appliquer devant lui l'appareil, de lui faire constater la facilité de cette application, la tolérance de la malade et d'appeler son attention sur certains phénomènes qui vont bientôt me servir à expliquer par quel mécanisme s'obtient la guérison. Depuis j'ai fait deux autres applications qui ont exercé la plus heureuse influence et fait faire à la régression de nouveaux progrès. Le traitement va être de nouveau interrompu pendant un voyage de deux mois que va faire la malade. Mais peut-être les séances qui pourront avoir lieu avant son départ auront-elles complété la guérison. En attendant ce résultat je termine cette observation en constatant que, parallèlement à la diminution de la tumeur, la menstruation s'est régularisée, que les règles reviennent moins souvent, qu'elles sont beaucoup moins douloureuses, infiniment moins abondantes, et que leur durée est abrégée dans les mêmes proportions.

RÉFLEXIONS.

Cette observation perdrait considérablement de son intérêt si elle devait s'imposer avec la brutalité du fait accompli, si le succès ne pouvait pas recevoir une interprétation logique propre à faire naître la légitime espérance d'obtenir de semblables résultats dans les cas analogues. Avant d'aborder ces explications, il est bon de jeter un coup d'œil sur la composition anatomique du myome.

Ces tumeurs, suivant les idées qui ont eu cours sur leur nature, ont été successivement désignées sous le nom de tumeurs fibreuses, de corps fibreux, de fibroïdes, de tubercules durs, de tumeurs cartilagineuses, etc. Depuis les travaux des hystologistes modernes, elles sont aujourd'hui généralement désignées sous le nom de myomes, d'hystéromes, expressions qui indiquent qu'elles sont en grande partie composées de fibres musculaires. Lebert, en 1852, les considère comme composées : 1° de tissu cellulaire et d'éléments fibro-plastiques ; 2° de fibres-cellules musculaires semblables à celles de l'utérus. Le professeur Ch. Robin décrit en ces termes leur composition : Les fibres-cellules musculaires sont plus grosses que celles de l'utérus à l'état de vacuité, mais plus petites que celles de l'utérus gravide, elles constituent un quart ou une moitié de la masse morbide ; on y trouve aussi une grande quantité de matière amorphe finement granuleuse, tenace, demi-solide, qui unit les fibres au tissu cellulaire et les fibres-cellules.

Dès qu'on a reconnu l'analogie des fibres musculaires néoplasiques avec celles du muscle utérin lui-même, on est naturellement conduit à admettre que ce muscle de nouvelle formation doit pouvoir, dans de nombreuses circonstances, se comporter de la même manière et présenter des phases de développement et de régression tout à fait analogues.

Or, nous voyons les fibres musculaires de l'utérus augmenter, pendant la grossesse, de nombre et de volume pour préparer le grand acte de la parturition et permettre à l'organe d'accomplir ces efforts immenses que nous constatons à cette époque. Après l'accouchement, ces fibres musculaires diminuent progressivement pour constituer de nouveau l'utérus à l'état de vacuité, et lorsqu'arrive l'époque de la ménopause, lorsqu'il n'est plus soumis aux excitations périodiques de la menstruation, nous le voyons subir une nouvelle atrophie portée quelquefois à un tel point, qu'il a presque complètement disparu à une époque avancée de la vie.

Il est bien évident que, d'après les lois de l'analogie, les fibres musculaires qui constituent le myome doivent être soumises aux mêmes processus physiologiques et pathologiques. Le muscle parasitaire doit, dans certaines circonstances données, subir les mêmes fluctuations que celui sur lequel il s'est implanté.

Ces données théoriques sont pleinement confirmées par

l'observation, qui nous montre de fréquents exemples de guérisons spontanées des myomes, et qui le plus souvent établit que ces guérisons coïncident avec des changements subis par l'utérus lui-même. C'est ainsi que ces diminutions de tumeur arrivent souvent après la grossesse, et plus souvent encore après la ménopause, alors que l'organe a cessé de subir les excitations cataméniales et qu'il subit lui-même des phénomènes de régression.

Ces exemples de guérisons spontanées ont conduit les médecins à ne pas désespérer de la cúrabilité de ces affections, et à chercher à en provoquer de semblables par l'intervention de l'art. Parmi les moyens qu'on a dirigés contre elles, il en est de purement empiriques ; je ne parlerai que pour mémoire du chlorure de calcium, des préparations d'iode, de mercure et de toutes les médications dites atrophiantes ; mais il en est d'autres qui sont destinées à produire, soit par des agents empruntés à la matière médicale, soit par des moyens mécaniques, des phénomènes physiologiques dont on comprend très-bien l'action.

Dans cet ordre d'idées, le seigle ergoté et ses différentes préparations jouent un rôle prépondérant en déterminant ces phénomènes sur l'action desquels il est impossible de concevoir aucun doute.

Dans son Traité pratique des maladies de l'utérus, publié en 1866, Courty rappelle les succès obtenus par Magendie, et il conseille d'instituer un traitement médical basé surtout sur l'administration du fer et de l'ergot ou de l'ergotine donnés à l'intérieur ; il affirme qu'il a vu peu de fibromes qui n'aient pas subi une heureuse modification sous l'influence de ce traitement. « Souvent, dit-il, le fibroïde arrêté dans « son évolution se pédiculise et peut être extirpé, ou du moins « il devient assez saillant pour qu'on puisse en achever l'é « nucléation par une incision et en opérer l'extraction ; quel- « quefois même, par l'effet d'une exceptionnelle et heureuse « disposition, il cède à une tendance résolutive qui en amène « la résorption et la disparition plus ou moins complète. » A l'appui de cette assertion, l'auteur cite le cas d'une femme de 30 ans chez laquelle ce traitement amena une diminution rapide d'un fibrome volumineux, et plus tard, à son grand étonnement, il en constata la complète disparition. Courty se borne à citer ce fait sans rechercher le mode d'action de sa médication. On trouve dans les auteurs beaucoup de faits analogues, mais isolés, et, en général, le plus grand nombre attribuent ces guérisons au hasard, aux exceptionnelles et heureuses dispositions signalées par Courty, plutôt qu'à la médication qu'ils ont instituée sans y attacher une très-grande importance.

Depuis longtemps, on connaissait l'action de l'ergot de seigle sur les ménorrhagies, les métrorrhagies, sur les phénomènes congestifs et les engorgements de l'utérus ; les travaux de Prescott, de Trousseau et Maisonneuve, de Sée ne laissent aucun doute à cet égard. Arnal affirme que, dans trente-six cas d'engorgement du col utérin, l'ergot lui a donné trente-six guérisons, qu'il explique par le réveil de la contractilité de l'organe, par la condensation de son tissu et la diminution de son activité nutritive résultant de la diminution de l'afflux sanguin.

Mais si, depuis longtemps, la science était fixée sur l'action exercée par l'ergot et l'ergotine sur l'utérus et sur les affections de l'organe lui-même, elle était loin de l'être en ce qui concerne cette action sur les productions néoplasiques dont il est si souvent le siège, et ce n'étaient pas quelques faits isolés et mal interprétés qui pouvaient constituer une doctrine. Il faut arriver jusqu'à Hildebrandt pour trouver une méthode reposant sur des faits déjà nombreux et expli qués de manière à ne laisser dans l'esprit aucun doute sur les rapports de cause à effet invoqués par l'auteur.

En 1872, le docteur Hildebrandt publia un mémoire ayant pour titre : *De l'emploi des injections sous-cutanées d'ergotine dans le traitement des corps fibreux de l'utérus.* Dans ce travail, qui eut un très-grand retentissement, l'auteur cite huit cas dans lesquels la méthode a été employée et a constitué un agent puissant de médication. Dans le premier, il fut servi par le hasard, il ne visait pas la guérison du corps fibreux, il employait les injections d'ergotine comme hémostatiques, il se proposait, en outre, de provoquer des contractions utérines qui par leur pression pourraient déterminer l'engagement de la tumeur et la rendre accessible à une intervention chirurgicale. Hildebrandt poursuivait un but, il en atteignit un autre tout à fait inattendu et d'un ordre beaucoup plus élevé. En effet, il s'agissait d'une femme de 33 ans, affectée depuis trois ans d'une tumeur présentant le volume d'un utérus gravide de sept mois environ. Pendant deux semaines, on pratiqua chaque jour sous la peau de l'abdomen, au niveau de la tumeur, une injection sous-cutanée; on injectait le contenu d'une seringue de Pravaz d'une solution de trois parties d'ergotine dans quinze parties d'eau et de glycérine. Sous l'influence de ce traitement, la menstruation s'effectua plus régulière, moins abondante, moins douloureuse que précédemment. Après la cessation des règles, on recommença les injections journalières, et la tumeur parut diminuer de semaine en semaine, et enfin elle disparut après un traitement qui avait duré quinze semaines.

Ce succès fut pour Hildebrandt une révélation ; non-seulement il venait d'obtenir une guérison inespérée ; mais en remontant de l'effet à la cause, il avait créé une méthode et conçu la légitime espérance que, dans des conditions analogues, les mêmes moyens produiraient les mêmes résultats; il se mit donc résolûment à l'œuvre, et si, dans les huit autres cas où la méthode a été employée, le succès n'a pas été aussi complet, il eut au moins la satisfaction d'améliorer considérablement l'état de ses malades et de constater chez sept d'entre elles une notable diminution de la tumeur et des accidents qui l'accompagnaient.

Les faits signalés par Hildebrandt ne sont pas restés isolés. Sa méthode s'est vulgarisée, un grand nombre de médecins se sont engagés dans la voie qu'il avait tracée, et ont obtenu comme lui des guérisons ou de notables améliorations ; tous ont admis non-seulement la médication, mais l'explication qu'il fournit de son mode d'action; tous pensent comme lui, qu'à la suite des contractions produites par l'er-

gotine dans les vaisseaux nutritifs de la tumeur, et par suite
aussi de la compression exercée en tous sens par les parois
utérines contractées, il se produit de la gêne dans la nutrition du néoplasme et, à la longue, de la dégénérescence
graisseuse et la résorption.

Cette explication paraîtra d'autant plus satisfaisante qu'on
se sera mieux rendu compte de la situation du myome au
milieu du muscle utérin, de sa vascularisation, de son mode
de nutrition.

Le professeur Broca a constaté qu'à leur début ces tumeurs
sont complètement isolées et qu'il est facile de les énucléer.
Cette disposition fait déjà pressentir ce que l'observation con-
firmera plus tard, à savoir que leurs attaches vasculaires sont
très-restreintes ; elles sont formées surtout par un réseau
veineux, dans lequel on a longtemps nié la présence des ar-
tères. Il est facile de comprendre qu'au moment de leur formation, ces vaisseaux ont dû pénétrer le tissu fortement
feutré qui constitue le muscle utérin, qu'en traversant ses
innombrables trabécules ils ont dû subir des changements
nombreux de direction, qu'ils sont devenus ainsi excessivement sinueux et difficilement perméables ; aussi, en dehors
de leur point d'émergence, ces veines sont toutes variqueuses,
et si la tumeur n'est pas le siège d'une circulation active
considérable, elle est en revanche fortement imprégnée du
sang veineux qui s'y accumule par suite de la difficulté que
rencontre la circulation de retour et qui lui donne souvent
le caractère télangiectasique.

Dans ces conditions, il est facile de comprendre les guérisons spontanées aussi bien que celles qui peuvent être ob-
tenues par l'intervention de l'art. Il est évident que cette
circulation précaire peut être facilement interrompue, la contraction spontanée ou provoquée des fibres musculaires d'où
émergent les vaisseaux nourriciers de la tumeur, en amène
la compression, et cette compression longtemps continuée ou
souvent répétée doit nécessairement y déterminer la stase
et y produire la coagulation du sang. Pour peu que cet état
se prolonge, le myome aura vécu, et il va devenir justiciable

des lois auxquelles sont soumises les substances organiques
renfermées dans des cavités closes à l'abri du contact de l'air.
Les divers éléments vont probablement être résorbés suivant
un certain ordre ; le sérum du sang disparaîtra d'abord, ce
qui amènera une rapide diminution de la tumeur, la fibrine
sera plus tard attaquée, puis viendront les éléments amor-
phes, les éléments musculaires fibreux et fibro-plastiques ;
on constatera en dernier lieu la disparition de l'hyperplasie
utérine qu'avait déterminée la présence du néoplasme.

C'est ainsi que les choses ont dû se passer chez Mme X... ;
il est probable que dès la première séance la circulation a été
suspendue, et que c'est à la résorption des éléments liquides
du sang qu'on a dû attribuer la diminution si rapide de
la partie sus-pubienne de la tumeur et de celle qui remplis-
sait en grande partie la cavité vaginale. Au second examen
de M. Bouchacourt, tout ce qui donnait à l'utérus une forme
inégale et asymétrique avait presque complètement disparu ;
il ne restait plus que l'utérus hypertrophié, qui, à son tour,
est entré dans la voie de la régression et me paraît bien près
de reprendre son volume normal. J'espère qu'au retour du
voyage de la malade, je pourrai la montrer de nouveau à
notre honorable confrère, qui pourra constater un état équi-
valent à une guérison complète (1).

De tout ce qui précède, il résulte que l'ergotine n'exerce
aucune action spécifique en dehors de sa propriété de déterminer des contractions utérines, et que tout agent suscep-
tible de provoquer ces contractions amènerait les mêmes
résultats. C'est certainement par ce même mécanisme que
M. Huchard a obtenu les diminutions et les disparitions de

---

(1) Ces lignes étaient écrites lorsque Mme X... a dû interrompre brus-
quement son voyage, rappelée par une maladie grave de son mari. Sous
l'influence des fatigues de ce voyage, ses règles ont devancé, elles ont
été plus abondantes et l'utérus reste un peu congestionné ; mais il est
impossible de constater cet état par la palpation externe, la cavité vaginale est toujours complètement libre ; j'espère que le repos et peut-être
quelques nouvelles applications de l'appareil auront bientôt raison de
cette congestion.

tumeurs utérines amenées par l'introduction de l'éponge préparée dans le col.

Il me reste maintenant à examiner le mode d'action de l'apparell élytro-ptérygoïde, et à comparer cette action à celle de l'ergotine au double point de vue de l'efficacité et de l'innocuité relatives des deux agents.

Des deux cas de guérison de myomes que je possède, l'un a été obtenu par l'application de mon double ballon, et l'autre par l'emploi de l'appareil élytro-ptérygoïde. Dans le premier cas, le donble ballon détermina des contractions énergiques accompagnées de douleurs excessivement violentes; c'était là son défaut; après une séance longtemps prolongée malgré l'intensité de ces douleurs, elles continuèrent pendant plusieurs jours et déterminèrent des accidents de métrite qui pourraient peut-être réclamer une part de la guérison, par suite de la compression soutenue exercée par l'augmentation de volume de l'utérus. Pendant qu'on observait la diminution des accidents inflammatoires de l'utérus, on constatait en même temps celle du myome qui, en très-peu de temps, finit par disparaître complètement. Depuis plus de six ans, cette guérison ne s'est pas démentie; mais il faut bien reconnaître, quoique la malade ne le regrette pas, qu'elle a été chèrement achetée, soit par les douleurs qu'a provoquées l'appareil, soit par les aléas de la métrite consécutive.

Dans le second cas, les choses ne se sont pas passées de la même manière, l'appareil élytro-ptérygoïde n'a provoqué que des contractions non douloureuses qui, en dehors des alternatives de rigidité et de relâchement des parois abdominales, s'affirmaient, comme M. Bouchacourt a pu le constater, par les oscillations du liquide dans la carafe qui lui servait de récipient et dans laquelle on voyait le niveau s'élever pendant la contraction, et s'abaisser lorsque le relâchement permettait au liquide de rentrer dans la cavité vaginale. Ces mouvements d'ascension et de descente du liquide communiquent, en outre, au spéculum des mouvements alternatifs de va-et-vient parfaitement appréciables au toucher et à la vue; ces contractions utérines sont tellement rapprochées

qu'on peut les considérer presque comme continues, et qu'il
est à peu près impossible que la circulation interrompue pendant leur durée puisse se rétablir pendant la période de ré-
mission.

Cette rapide succession des contractions suffirait à elle
seule pour établir la supériorité de la nouvelle méthode sur
celle des injections d'ergotine; mais il est un autre mode
d'action qui joue un rôle de la plus haute importance. En
pénétrant dans les culs-de-sac vaginaux, dans le museau de
tanche, dans le col, la vessie embrasse le segment inférieur
de l'utérus comme elle embrasserait le fond d'une bouteille
piquée; elle le comprime, en chasse le sang, et en transmet-
tant cette compression au myome, elle le prive de l'élément
de nutrition que, d'après le professeur Broca, il puise par
imbibition, au milieu des tissus dans lesquels il est logé.
Ajoutons à cela que l'effet produit par la vessie est instan-
tané, qu'il ne fait jamais défaut, tandis qu'il faut compter
avec les aléas de l'action de l'ergotine.

Mais ce qui creuse un abîme entre les deux méthodes,
c'est la complète et absolue innocuité de l'une et les accidents et les dangers qui sont inséparables de l'intervention
de l'autre. En effet, sans parler de la douleur et des accidents locaux qui peuvent résulter des piqûres multipliées,
ce n'est pas impunément qu'on peut, pendant un temps
plus ou moins prolongé, saturer un organisme avec l'ergotine.
Parmi les malades traitées par Hildebrandt, il en cite une
chez laquelle après six injections on vit survenir les symptômes de l'empoisonnement par l'ergotine : vertiges, tituba-
tions, contractions douloureuses dans les membres, cons-
triction à la poitrine, nausées, etc. Après une cessation du
traitement pendant dix jours, on pratiqua six nouvelles injections, les symptômes d'intoxication reparurent, et après
une troisième tentative, suivie des mêmes accidents, on dut
cesser le traitement, sans avoir obtenu d'amélioration ; une
autre malade ne put supporter plus de trois injections qui
furent si douloureuses, qu'elle renonça au traitement.

Comme il était facile de le prévoir, les médecins qui ont

adopté la méthode d'Hildebrandt ont eu plusieurs fois à constater des accidents de même nature ; c'est même pour les prévenir, et dans l'espérance de localiser l'action du médicament dans l'utérus, qu'on a conseillé de pratiquer les injections dans le tissu même du col utérin. L'idée de concevoir et de mettre en œuvre une semblable pratique montre mieux que tous les raisonnements la légitimité des craintes que peuvent inspirer les injections d'ergotine et la réalité des dangers auxquels on cherche à soustraire les malades.

CONCLUSION.

On me pardonnera les longs commentaires dont j'ai fait suivre cette observation. Deux succès obtenus dans les deux premiers cas d'application d'une méthode au traitement d'une affection, qu'un grand nombre de médecins considèrent encore comme incurable, créent à l'auteur de la méthode une position difficile. Si ces succès faisaient naître en moi de dangereuses illusions, si je pensais que le succès va devenir la règle dans le traitement des myomes, si je m'efforçais de faire partager à mes confrères ce trompeur optimisme, je m'exposerais sans doute à de cruelles déceptions ; mais, sans chercher à croire moi-même, à faire croire aux autres que je suis en possession d'un moyen infaillible, c'était pour moi un devoir de démontrer que la nouvelle méthode repose sur des données essentiellement rationnelles, que mieux que toutes les autres elle réalise les *desiderata* de la science. J'aurai atteint le but modeste que je me suis proposé, si j'ai fait naître cette conviction qu'elle est d'une application simple et facile, qu'elle ne fait courir aux malades d'autres dangers que de conserver le *statu quo*, si enfin j'ai pu inspirer à quelques-uns de mes confrères le désir de répéter mes expériences, et leur donner l'espérance d'obtenir, sinon une guérison complète, au moins une notable amélioration.

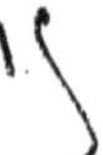

www.ingramcontent.com/pod-product-compliance
Lightning Source LLC
LaVergne TN
LVHW021509060726
842527LV00006B/2538